AF246546

CE QU'EST L'ARTÉRIO-SCLÉROSE

Comment l'éviter et la guérir

PAR

M. H. HUCHARD

DE L'ACADÉMIE DE MÉDECINE.

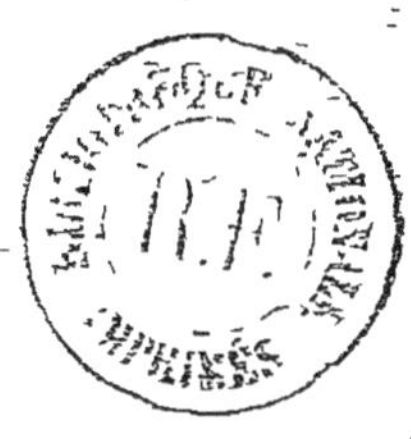

Il y a plus de vingt-cinq ans, lorsque je commençai mes recherches déjà ébauchées dès 1870 sur l'*artério-sclérose*, si l'on m'eût dit que je serais obligé de protester aujourd'hui contre l'abus de cette maladie, on m'eût bien étonné. A l'heure actuelle on ne parle plus que d'hypertension artérielle dont, il est vrai, j'ai contribué à montrer le rôle sur la production de la sclérose vasculaire. Mais, on a singulièrement exagéré son importance, puisque la maladie peut parfois évoluer avec une pression sanguine au-dessous de la normale. D'autre part, tout le monde veut avoir l'honneur d'être artério-scléreux et son abus est semblable à celui de la neurasthénie. Comme pour les costumes et les chapeaux, il y a ainsi une mode pour les maladies.

Autrefois, on ne parlait pas assez de l'artério-sclérose; aujourd'hui on en parle trop. On la voit un peu partout, et c'est comme si elle n'était nulle part, d'où une nouvelle maladie qui a surgi dans le monde : l'*artério-sclérophobie*.

D'où viennent ces incessantes fluctuations de l'opinion?

Sans doute, elles sont imputables à une certaine infirmité de l'esprit humain qui tombe toujours du côté où il penche, qui ne sait jamais rester dans de justes limites, à ce point qu'on [a pu judicieusement le comparer à un homme ivre à cheval : quand on le relève d'un côté, il retombe d'un autre. Mais, c'est là une constatation, non une explication.

L'abus du mot et de la chose vient tout simplement de ce que les médecins eux-mêmes n'ont pas su donner une définition nette de la maladie dont le cadre a été faussement élargi, ni tracer ses véritables frontières. Il en résulte que chaque jour on voit des malades regardés ou traités comme artério-scléreux et qui ne le sont pas. Or, la définition est celle-ci : maladie disséminée, atteignant les différents organes par l'intermédiaire des artères sclérosées de gros et surtout de moyen calibre, et caractérisée par la formation de scléroses, sorte de tissu cicatriciel qui prend la place des éléments importants des tissus. Tous les organes peuvent être atteints tour à tour, ce qui en fait plus qu'une maladie : une famille pathologique.

Mais, deux organes sont principalement lésés : le cœur et surtout le *rein* ; d'où insuffisance du moteur central de la circulation, de ce grand ouvrier de la vie qu'est le cœur ; d'où encore et surtout insuffisance de la dépuration urinaire, laquelle nous débarrasse des poisons introduits ou formés dans l'organisme. La conséquence thérapeutique est celle-ci : indication rénale et antitoxique du traitement.

La *tension artérielle* peut être définie : la pression exercée par la masse sanguine sur les parois vasculaires. Elle est mesurée par la force avec laquelle s'échapperait le sang d'une artère. Chez l'animal en expérience on l'évalue exactement en appliquant un manomètre sur une artère ouverte. C'est ainsi qu'en 1764 Hales, ayant introduit un tube de verre dans une artère de gros calibre, vit le sang projeté dans ce tube à 2^{m}40 ou 3 mètres environ. Chez l'homme, on ne peut mesurer la tension qu'en exerçant une contrepression sur la paroi artérielle à l'aide d'instruments spéciaux appelés sphygmomanomètres. Ils sont extrêmement nombreux, et il y a longtemps que j'ai dit d'eux : ceux qui paraissent les meilleurs sont encore mauvais. Cependant, dans ces derniers temps, en France du moins, on a imaginé trois sphygmomanomètres donnant des mensurations exactes : ceux de Edmond Gros, et de mes deux élèves les Drs Amblard et André Lagrange.

Beaucoup d'appareils donnent des résultats inexacts et variables, comme prouve l'histoire suivante. Un jeune homme de vingt ans me prie de prendre sa tension artérielle. A trois reprises différentes, je trouve 14, c'est-à-dire une tension un peu au-dessous de la normale (hypotension), alors qu'un guérisseur d'hypertension artérielle et d'artériosclérose venait de constater 24 (grande hypertension) au lieu de 15 à 16, chiffre qui représente la normale et de 14 qui était l'expression de la vérité chez ce malade. Et c'est ainsi que l'on abaisse souvent la tension artérielle chez les pauvres malades un peu trop confiants, à moins de supposer que le guérisseur en question, de très bonne foi, était atteint de ce qu'un auteur américain, Carpenter, appelait autrefois l'*expectant attention*, laquelle consiste dans une idée préconçue à voir ce que l'on veut voir.

Donc, deux abus : abus de l'artério-sclérose par défaut de définition précise de la maladie, et abus de l'hypertension artérielle par défaut de sphygmomanomètres exacts.

Ceci dit, comment devient-on artério-scléreux, c'est-à-dire quelles sont les causes principales de la maladie ?

Sur plus de 15.000 observations personnelles, j'ai pu en

dépouiller 2.680 et arriver aux résultats suivants, au sujet des causes que l'on peut classer ainsi par ordre de fréquence : goutte et uricémie, saturnisme, régime alimentaire, syphilis, tabagisme, surmenage moral et intellectuel, alcoolisme. On devient artério-scléreux, surtout de quarante à soixante ans; l'athérome, maladie de vieillesse et différente de l'artériosclérose, survenant plus tard. Ces deux états morbides sont différents puisque les athéromateux restent longtemps des vasculaires et que les artério-scléreux deviennent promptement des viscéraux.

Il résulte de mes observations nombreuses que le régime carné intensif dont nous abusons, est une cause puissante et fréquente d'artério-sclérose, en encombrant l'organisme de véritables poisons capables de produire une sorte de contracture artérielle, d'où l'hypertension consécutive. Cette intoxication se traduit de bonne heure par un symptôme très important auquel j'ai donné le nom de *dyspnée toxi-alimentaire*. Elle disparaît rapidement, souvent en quelques jours, dès que l'on substitue au régime ordinaire le régime lacté ou lacto-végétarien, base du traitement de la maladie.

La *goutte* est aux artères ce que le rhumatisme est au cœur, et comme on est goutteux par droit de conquête et par droit de naissance, comme cette première survient principalement chez les viveurs de bonne chère, on a ainsi un argument de plus en faveur de l'origine alimentaire de l'artério-sclérose.

Quant au *surmenage moral* et intellectuel — moral surtout — il n'a pas été suffisamment invoqué, et cependant, en s'appuyant sur de nombreuses observations et sur les expériences, on arrive à se convaincre que les émotions répétées et presque permanentes agissent surtout sur les vaisseaux dont elles déterminent le spasme, d'où une sorte de surmenage artériel et l'artério-sclérose comme conséquence. Cet état de spasme vasculaire est même un des facteurs de l'hypertension artérielle, d'où l'indication d'une médication tendant à dilater les vaisseaux.

Au sujet du surmenage moral j'ai cité des exemples d'hommes politiques chez lesquels, après des campagnes électorales plus ou moins violentes, j'ai été appelé à constater la production ou l'aggravation rapide d'une cardiopathie artérielle, restée latente jusqu'alors. Et j'ai conté l'histoire de cet homme de cinquante-neuf ans, riche banquier, entraîné dans l'arène politique. L'heure des déceptions arrive, et les désastres de ses finances, laissant dans sa caisse un déficit d'un million de francs, succèdent aux désastres de ses ambitions déçues ; le visage pâlit, le cœur s'accélère, le pouls reste serré, petit, concentré, la tension artérielle monte, et le médecin voit évoluer pas à pas, jour par jour, une affection cardiaque d'origine artérielle. Les artères, tendues et résistantes d'abord au toucher, deviennent très dures et presque de consistance athéromateuse, l'aorte se dilate et l'on finit par constater une double lésion de l'orifice aortique. Chez cet homme on ne peut invoquer aucune cause de son affection ; il n'était ni alcoolique, ni goutteux ou saturnin, ni syphilitique, ni rhumatisant, ni fumeur, ni viveur de bonne chère. Seules, les émotions d'une vie tourmentée avaient agi en déterminant un double surmenage : celui de son système nerveux et du système circulatoire. Il mourut bientôt en état de toxi-asystolie.

En voici un autre que j'ai assisté dans sa maladie et ses derniers moments, et dont je puis donner le nom : Jules Ferry. Grand patriote et sous le poids des plus graves responsabilités, poursuivi par les haines les plus violentes, par la plus injuste ingratitude, il est bientôt éloigné de la scène politique. Il y rentre un jour victorieusement, et il succombe peu de temps ensuite à cette forte émotion d'un nouveau genre, emporté par une attaque d'angine de poitrine et d'œdème aigu du poumon, après avoir présenté tous les symptômes d'une cardiopathie artérielle.

Notre illustre Pasteur a eu de bonne heure une hémorrhagie cérébrale, et beaucoup plus tard, victime de son travail intellectuel ininterrompu, il finit par succomber à l'artério-sclérose.

Alors, si nous connaissons les principales causes de la maladie, nous savons comment on devient artério-scléreux, et rien de plus simple, en apparence, pour ne pas le devenir. Il n'y aurait qu'à éloigner, qu'à supprimer ces causes.

Malheureusement, le problème est moins facile à résoudre. Car il y a des causes contre lesquelles nous ne pouvons rien ou presque rien : la syphilis et la goutte héréditaires, la syphilis acquise, la ménopause (celle-ci par suite de la suppression d'un frein hypotenseur, l'ovaire étant souvent l'origine de l'artério-sclérose). Mais, nous pouvons modifier le régime alimentaire (ce qui est d'une importance capitale), et retarder la goutte acquise ; nous pouvons supprimer le tabac, l'alcool ; nous pouvons éviter le saturnisme, la malaria, et dans une certaine mesure nous prémunir contre les émotions répétées. Tel est déjà le traitement *préventif* qui a toute son efficacité surtout quand l'artério-sclérose n'est pas encore constituée, état que j'ai désigné, avec quelques symptômes, sous le nom de *présclérose*.

Quand on est devenu artério-scléreux, comment ne plus

l'être? Ce traitement curatif demanderait beaucoup de développements, et il sera exposé dans ses grandes lignes par nous dans un rapport prochain sur cette question au Congrès international de médecine de Budapest. Il suffit de répéter cette formule : les cardiopathies artérielles (nées de l'artério-sclérose) commencent par l'intoxication, elles continuent par l'intoxication, elles finissent par l'intoxication. C'est donc cette dernière qu'il faut sans cesse combattre dès l'origine par le régime alimentaire lacto-végétarien réalisant la diète des toxines, et par le traitement rénal et diurétique (théobromine, eaux diurétiques) favorisant l'élimination de ces toxines.

L'hypertension artérielle dont on a tant et trop parlé, est fonction de cette intoxication. C'est un simple élément de la maladie et non la maladie tout entière, de sorte qu'en abaissant cette tension, on ne guérit pas plus l'artério-sclérose qu'on ne guérirait la phtisie en supprimant, en atténuant l'un de ses symptômes, comme l'hémoptysie, la toux ou la fièvre.

Ainsi que je l'ai dit, il y a trois ans, au Congrès international de Lisbonne, en étudiant les conséquences de l'hypertension artérielle, celle-ci peut déterminer quelques accidents, et c'est s'abuser singulièrement que de croire à la guérison de l'artério-sclérose par la diminution de la pression sanguine. Du reste, le moyen le plus sûr d'arriver à ce dernier résultat, d'une façon plus ou moins permanente, c'est encore et toujours la prescription du régime alimentaire lacto-végétarien avec son action hypotensive et antitoxique absolument démontrée.

Quand une maladie est si répandue, et qu'elle fait l'objet

de nombreuses conversations, les panacées de toutes sortes surgissent un peu partout. Il faut s'en défier, comme de l'abus des drogues, de certains « sérums antiscléreux » qui sont autant d'illusions thérapeutiques, de certaines eaux minérales, des bains carbo-gazeux qui ont produit à Nauheim comme ailleurs des morts rapides et même subites, dont, avec mon savant ami, le professeur A. Robin, j'ai fourni, il y a plusieurs années, quelques exemples à l'Académie de médecine. En France, où il existe six stations hydrominérales avec bains carbo-gazeux, notamment à Royat, à Châteauneuf et à Salins-Moutiers, les indications thérapeutiques pour ces bains spéciaux sont nettement établies, d'où leur innocuité. Les insuccès et les accidents de la médication carbo-gazeuse tiennent à deux causes : à la préoccupation constante et exagérée de combattre les symptômes mécaniques et les déviations de la tension artérielle, à la méconnaissance du traitement antitoxique et rénal qu'on néglige d'appliquer en temps opportun. La meilleure cure hydrominérale est celle qui agit sur le rein comme à Évian ou à Vittel par exemple, et sur le cœur comme à Bourbon-Lancy, en raison des quantités considérables d'hélium (plus de 10.000 litres par an pour une seule source, à ce point que le professeur Moureu appelle cette dernière station éminemment sédative, une « mine d'hélium », celui-ci étant un dérivé du radium).

Défions-nous des guérisseurs de tuberculoses, de cancers et d'artério-scléroses. Défions-nous des erreurs plus tenaces et plus vivaces que les vérités, comme on l'a vu autrefois pour l'antimoine au sujet duquel la médecine a eu sa guerre de cent ans. Ne croyez pas à la possibilité de la guérison de l'artério-sclérose par des procédés quelconques, en quelques mois ou quelques semaines. Cette guérison, possible, est l'œuvre d'un long traitement, à la fois antitoxique et rénal, et il doit être appliqué de bonne heure, d'où l'importance d'un diagnostic hâtif et la nécessité de dépister les premiers symptômes de la maladie.

Un grand génie médical, Laënnec, qui ne s'est presque jamais trompé, avait proclamé cette vérité, sans même connaître alors l'artério-sclérose et les cardiopathies artérielles : « On réussit à faire vivre certains malades pendant quinze à vingt ans avec des affections de cœur plus ou moins graves. »

Et je répète avec plus de conviction que jamais, ce que j'affirmais, il y a vingt-trois ans, au Congrès de Nancy au sujet de l'artério-sclérose en général et de celle du cœur en particulier : « Il n'y a pas de maladie chronique où, grâce à l'intervention de l'hygiène et du régime alimentaire, grâce à l'efficacité grande d'agents médicamenteux et de quelques agents physiques, la médecine soit moins désarmée et plus apte à retarder pendant de longues années l'échéance fatale. »

Sans doute, il y a encore des inconnues à dégager, surtout des erreurs tenaces à détruire, qu'elles soient intéressees ou non. Il y a aussi quelques obscurités et des incertitudes qui arrêteront toujours notre marche en avant. Mais, il faut savoir attendre.

La science est une longue patience.

PARIS — IMP. LEVÉ, RUE CASSETTE, 17.